Mabel Rodríguez Alfonso
Sailys Nepomuceno Estevez
Osmani López Cabrera

Acciones educativas sobre prevención del cáncer de mamá.

Mabel Rodríguez Alfonso
Sailys Nepomuceno Estevez
Osmani López Cabrera

Acciones educativas sobre prevención del cáncer de mamá.

Acciones educativas sobre prevención del cáncer de mama. CMF No 7. Meneses 2022.

Editorial Académica Española

Imprint
Any brand names and product names mentioned in this book are subject to trademark, brand or patent protection and are trademarks or registered trademarks of their respective holders. The use of brand names, product names, common names, trade names, product descriptions etc. even without a particular marking in this work is in no way to be construed to mean that such names may be regarded as unrestricted in respect of trademark and brand protection legislation and could thus be used by anyone.

Cover image: www.ingimage.com

Publisher:
Editorial Académica Española
is a trademark of
Dodo Books Indian Ocean Ltd. and OmniScriptum S.R.L publishing group

120 High Road, East Finchley, London, N2 9ED, United Kingdom
Str. Armeneasca 28/1, office 1, Chisinau MD-2012, Republic of Moldova, Europe
Printed at: see last page
ISBN: 978-620-2-11484-4

**Policlínico
"DR. SERGIO DEL VALLE JIMENEZ"**

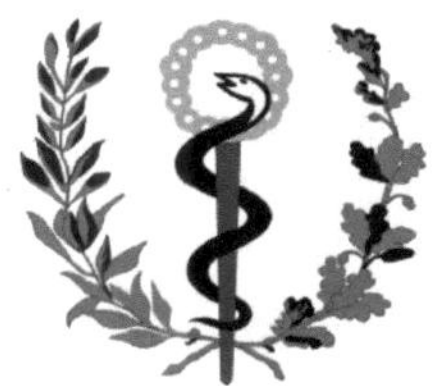

Título: Acciones educativas sobre prevención del cáncer de mama. Consultorio médico No 7. Meneses. Año 2022.

Autor: Especialista de Primer Grado en Medicina General Integral. Osmani López **Cabrera**

Enfermera Especialista. APS Mabel Rodríguez Alfonso

Licenciada Enfermería. Sailys Nepomuceno Estevez

Institución: Policlínico Sergio del Valle Jiménez Meneses

Resumen

El cáncer de mama continúa siendo la primera neoplasia maligna de las mujeres en el mundo y es un problema de salud pública, para el desarrollo de la investigación se realizó un estudio cuasi-experimental con el objetivo de evaluar acciones educativas para el incremento de la información sobre el cáncer de mama en féminas pertenecientes al consultorio 7 del área de salud Meneses en el período de enero a noviembre del 2022. La población se conformó con todas la mujeres comprendidas entre 30 y 50 años   de edad con lo cual se confeccionó un listado único y se seleccionaron 45 pacientes mediante un muestreo simple, para la recolección de información se realizaron diferentes técnicas como son la encuesta validada anteriormente, así como se realizó una revisión documental de las historias clínicas individuales y del Análisis de la Situación de Salud de la comunidad, se utilizaron variables como edad, nivel de escolaridad, conocimiento y evaluación de la propuesta, los datos se procesaron mediante el SPSS vs 20 a través de frecuencias absolutas y relativas, predominó la edad de 40 a 44 años y el nivel de escolaridad de preuniversitario terminado. La propuesta de las acciones educativas las cuales resultaron efectivas, estuvo dirigida a que las pacientes incorporaran estilos de vida saludables, contribuyendo así a la prevención del cáncer de mama mediante el conocimiento de la enfermedad.

Introducción

El problema del cáncer es claramente uno de los desafíos sanitarios más relevantes de nuestra época. Como consecuencia del control de las enfermedades infecciosas, fruto del progreso médico en su prevención y tratamiento, así como también de las mejoras generales en la calidad de vida; la expectativa de vida tuvo, a lo largo del siglo pasado, un aumento sustantivo. Esto dio lugar a que, sobre la segunda mitad del siglo XX, emergiera un nuevo perfil epidemiológico en el cual las enfermedades crónicas y degenerativas, especialmente la patología cardiovascular y el cáncer, se constituyeron en las primeras causas de muerte. El cáncer de mama continúa como la primera neoplasia maligna de las mujeres en el mundo y es un problema de salud pública, se ha incrementado su frecuencia y mortalidad, tanto en países desarrollados como en países en desarrollo. El diagnóstico oportuno tiene un papel importante en el tratamiento para que sea efectivo, con un mayor éxito cuando se detecta en etapa temprana (1)

La descripción más antigua del cáncer de mama se puede hallar, nada más y nada menos, que, en el Papiro de Edwin Smith, un documento egipcio sobre medicina y otros asuntos datado tres mil años antes de Jesucristo. Junto con el babilonio Código de Hammurabi, es el documento relativo a la práctica de la medicina más antiguo que se conoce. Parece ser que **los egipcios trataban el cáncer de mama** con el cauterio. Un hierro al rojo vivo. Claro, que la anestesia se descubrió más de cuatro mil quinientos años después.

La primera representación de una mastectomía o extirpación de la mama corresponde a Andreas Vesalio, un anatomista que vivió en Flandes en el siglo XVI. Pero la primera descripción verdaderamente completa de la enfermedad corresponde al médico francés Le Dran, que vivió y practicó en **París entre 1685 y 1770**. (2)

En la mujer, el cáncer de mama es la primera causa de muerte por cáncer a nivel mundial, estimándose 522 mil defunciones en el año 2012, con una tasa estandarizada de mortalidad de 12,9 por 100.000 mujeres y una tasa de incidencia de 43,3 por 100.000 mujeres, lo que corresponde a 25,2% de la incidencia de cáncer en este grupo. El cáncer de mama en mujeres se ha caracterizado por una alta incidencia en países desarrollados y un aumento de la incidencia en países en desarrollo, como resultado de cambios demográficos y aumento en la prevalencia de factores de riesgo relacionados con estilos de vida y hormonales, tales como aumento de la edad de las mujeres en su primer parto, baja paridad, largo tiempo de exposición al estrógeno, producto de menarquia temprana y menopausia tardía y baja lactancia materna, entre otros. Además, en países en desarrollo se observan diferencias entre áreas de residencia urbana y rural. (3)

Aproximadamente 1 de cada 8 mujeres en los Estados Unidos (casi un 12%) desarrolla cáncer de mama invasivo en el transcurso de su vida.

En 2017, se preveía el diagnóstico de aproximadamente 255.180 nuevos casos de cáncer de mama en mujeres de los Estados Unidos, junto con 63.410 nuevos casos de cáncer de mama no invasivo (in situ). (4).

La incidencia es variable en los diferentes países con cifras elevadas en el norte de Europa, 129 x 100.000 mujeres en los países escandinavos, 95 x 100.000 en Holanda y Reino Unido, y tasas pequeñas en países asiáticos como Japón con una tasa reportada de incidencia de 30 x 100.000 mujeres (5).

El enorme problema de salud que significa en la actualidad el cáncer de mama se refleja en el hecho de que "en América Latina y el Caribe casi 300 000 mujeres mueren anualmente por esta enfermedad". En otras palabras, esta neoplasia causa la muerte de 83 mujeres por día, o sea, que cada hora fallecen tres mujeres víctimas del cáncer de la mama. Si estas cifras son de por sí alarmantes, más preocupante aun es que la prevención primaria de esta neoplasia maligna continúe siendo difícil de lograr y que hoy en día se ponga en tela de juicio el valor real de una medida de detección temprana que siempre se ha considerado de gran utilidad práctica: el autoexamen mamario, o sea, el examen periódico de la mama por las propias mujeres, el cual ha resultado ineficaz, según parecen indicar las altas tasas de mortalidad. Por otro lado, no se han realizado ensayos para evaluar los beneficios de las exploraciones clínicas de las mamas, aunque se admita que puedan resultar benéficas. (6)

Cuba está entre los países con mayor tasa de mortalidad por cáncer de mama en América y es uno de los países en que mayor número de años de vida se pierde por esta causa. En el año 2017 fallecieron por cáncer de mama en Cuba 1519 mujeres para una tasa de mortalidad de 26.9 por cada 100 000 mujeres, y se correspondió con el segundo en incidencia después del de piel. (7)

Las causas del cáncer de mama no se conocen, pero sí se saben algunos factores de riesgo. Entre ellos se dividen en los de alto riesgo: los hormonales, la edad (más de 40 años), el cáncer de endometrio, ovario y colon, historia de salud familiar de cáncer, biopsia previa con lesiones de riesgo y las displasias.(8) También existen de mediano riesgo como la nuliparidad, o primer hijo después de los 35 años, la obesidad, dieta rica en grasa animal y los de bajo riesgo como la menarquia temprana antes de los 12 años, abuso en la ingestión de anticonceptivos hormonales de alto contenido estrogénico, ingestión de alcohol, orígenes étnicos, factores ambientales y las radiaciones (9).

También se debe conocer que, en la actualidad, entre el 70% y el 80% de todos los cánceres mamarios aparecen en mujeres sin factores de riesgo aplicables y que sólo del 5% al 10% tienen un origen genético por poseer los genes mutados BRCA1 y BRCA2, esto aumenta la probabilidad de contraer este tipo de cáncer. (10)

La autoexploración sistemática permite detectar tumores más pequeños que los que pueda detectar el médico o la enfermera pues la mujer estará familiarizada con sus senos y podrá detectar cualquier pequeño cambio. (11)

En las revisiones ginecológicas, el médico comprueba que no exista ninguna irregularidad en las mamas, también que no haya ninguna inflamación de los ganglios linfáticos axilares. (12)

La mamografía es el principal método empleado en el estudio de tumores de la región mamaria. La biopsia por aspiración ofrece positividad del 90% en el diagnóstico de un carcinoma mamario. (13).

El cáncer de mama es una enfermedad que se puede detectar en estadios muy tempranos y por ende al comenzar el tratamiento en las fases incipientes puede ser curable. En las últimas dos décadas la mortalidad por cáncer de mama ha aumentado en los países en desarrollo. Actualmente, el 31% de los casos de cáncer de mama en el mundo se encuentran en América Latina. De acuerdo con la Organización Panamericana de la Salud, en América Latina se registraron cerca de 90.000 casos de cáncer de mama en el año 2000. En Centroamérica: Con relación con otros tipos de cáncer, la prevalencia de cáncer de mama ocupa el primer lugar en Costa Rica. En el 2002 la incidencia de cáncer de mama en las mujeres costarricenses fue la más alta con respecto a otros tipos de cáncer con 543 nuevos casos, cifra que representó el 19%. En Guatemala el cáncer de mama es la segunda causa de muerte en las mujeres guatemaltecas después del cáncer cérvico-uterino. En Honduras la prevalencia del cáncer de mama entre 1998 y el 2000 fue bastante alta ocupando el segundo lugar con un 25% del total de la prevalencia relacionada con otros tipos de cáncer. Al igual que en Nicaragua que ocupa el segundo lugar con un 18% del total en relación a otros tipos de cáncer.

Cuba está entre los países con mayor tasa de mortalidad por cáncer de mama en América y es uno de los países en que mayor número de años de vida se pierde por esta causa. En el año 1999 la incidencia de cáncer de mama en Cuba fue de 17,8 y la mortalidad de 15,3 por cada 100 000 mujeres. (7).

En nuestro país, esta afección ocupa el primer eslabón dentro de las causas de incidencia de neoplasias malignas del sexo femenino. Se ha demostrado que una de cada catorce mujeres podrán desarrollar cáncer de mama en algún momento de su vida, siendo esto más frecuente entre los 45 y 65 años de edad y ya ocupa la segunda causa de muerte entre los 15 y 49 años y en mayores de 60 años, solo superada por los accidentes y las enfermedades cardiacas respectivamente. En los últimos años, gracias a la aplicación del Programa de Diagnóstico Precoz del Cáncer de Mama en nuestro país, que surgió en 1987, se ha logrado detectar un número mayor de casos nuevos diagnosticados en estadios iniciales, y esto permite tratamientos menos invasivos y eleva los índices de supervivencia con mejor calidad de vida de la mujer afectada. Ahí radica la importancia de realizar el autoexamen y de acudir al médico lo antes posible, cuando se detecta alguna anomalía. (8). El programa Nacional del Cáncer de Mama conjuga los tres métodos diagnósticos más importantes y utilizados mundialmente: el examen clínico de las mamas, el auto examen y la mamografía. La prevención es hasta el momento la medicina más eficaz para ganarle la batalla al cáncer. El cáncer de mama es la localización de cáncer más frecuente y la segunda causa de muerte por cáncer, en la mujer cubana, según el registro nacional de cáncer de Cuba. Las provincias con mayor número de fallecimientos son Ciudad de La Habana, La Habana, Sancti Spíritus, Camagüey y las provincias orientales. Esta cifra aumentó a 1328 fallecidas en el año 2007, siendo igualmente el grupo de 60 a 79 años el que registró mayor número de defunciones con un total de 376.

En la provincia de Sancti- Spiritus los estudios realizados evidencian que un número elevado de mujeres mostraron carencia de información para identificar y prevenir a tiempo este tipo de cáncer, ocupando la segunda posición en la mortalidad general detrás de las Enfermedades del Corazón. La proporción indica que una de cada cuatro personas, si alcanza la edad de 74 años, será afectada por algún tipo de cáncer y una de cada siete tiene el riesgo de fallecer por el mismo motivo.

El municipio Yaguajay, al Norte de la provincia de Sancti Spíritus, en la región central de Cuba, no escapa a la problemática que representa el cáncer de mamas, presentó una mortalidad de 10,4 por ciento por cáncer de mama, en el año 2010, predominando las edades comprendidas entre 40 y 74 años de edad. En el año enero noviembre 2022, la tasa disminuye a 8,3 por ciento, predominando igual grupo de edades, de igual modo la mortalidad por esta entidad, en el 2021 fue de un 5.3%.En el 2021 los tumores malignos constituyeron la primera causa de muerte. Las localizaciones que incrementaron la tasa respecto al año anterior son: Mama y Próstata, con 141 fallecidos (9).Se diagnosticaron en el año 2021 un total de 14 nuevos casos de ellos tres pertenecían al área de salud Meneses con una incidencia acumulada de 38 casos. Por sus características de evolución y desarrollo, este conjunto de enfermedades revisten una gran complejidad, tanto en el orden médico por las implicaciones en tecnología de diagnóstico y tratamiento; como en el psicosocial, por la carga emocional y económica que representa. A pesar de las dificultades y complejidad señaladas, el cáncer es la enfermedad crónica con mejor pronóstico hoy en día, pues cerca de la mitad de las personas que la padecen logran curarse.

Por lo anteriormente expuesto planteamos el siguiente **problema científico**:

¿Cómo contribuir a elevar la información sobre el cáncer de mama en féminas pertenecientes al consultorio 7 del área de salud de Meneses en el período comprendido del año 2022?

Hipótesis. Si se aplican acciones educativas basadas en los principios de promoción de salud, entonces se contribuirá a elevar la información sobre el cáncer de mama en féminas pertenecientes al consultorio 7 del área de salud Meneses.

Objetivos

General:

1. Evaluar acciones educativas para el incremento de la información sobre el cáncer de mama en féminas pertenecientes al consultorio 7 del área salud Meneses en el período de enero a noviembre del 2022.

Específicos:

1. Caracterizar la muestra de estudio según variables sociodemográficas.

2. Identificar la información que posee la población seleccionada sobre el cáncer de mama.

3. Diseñar e implementar acciones educativas

4. Evaluar la efectividad de las acciones educativas implementadas.

Marco Teórico

Bases teóricas

Cáncer de mama

El cáncer de mama consiste en la proliferación acelerada e incontrolada de células del epitelio glandular. Son células que han aumentado enormemente su capacidad reproductiva. Las células del cáncer de mama pueden diseminarse a través de la sangre o de los vasos linfáticos y llegar a otras partes del cuerpo.

Allí pueden adherirse a los tejidos y crecer formando metástasis. El cáncer de mama puede aparecer en mujeres y hombre, pero más del 99% de los casos ocurre en mujeres. (14)

Datos generales

Histopatológicos, el carcinoma de la mama se origina en los conductos galactóforos y en los lobulillos. Así la mayor parte de los canceres de la mama se origina en el interior del epitelio ductal y la presencia de varias anormalidades histológicas en el epitelio de los conductos mamarios.

Datos clínicos, generalmente el cáncer de mama se presenta como un tumor que en la mayor parte de los casos lo descubre la propia paciente (90%).A veces el primer síntoma, lo constituye la presencia de una masa axilar, inflamación del brazo o dolor en los huesos por metástasis en los casos avanzados. (15)

Cuadro clínico

Los signos y síntomas del cáncer de mama dependerán del tamaño del tumor, los principales son: (16)

- Tumor en la glándula mamaria, región axilar o supraclavicular (generalmente indoloro)

- Retracción de la piel o del pezón.

- Asimetría de las glándulas mamarias.

- Exudado a través del pezón.

- Erosión del pezón.

- Enrojecimiento e induración generalizada de la glándula mamaria.

Localización

El 50 % de los casos, según datos estadísticos, se localiza en el cuadrante supero externo, el 10 % en cada uno de los otros tres cuadrantes y el 20% en la región sub areolar. El 90% de los carcinomas mamarios se desarrolla a partir de los conductos mamarios, y únicamente el 10% restante se origina en los lóbulos del seno. (17)

.

Los tumores malignos en la mama son unilaterales, de consistencia dura, con excepción de los intraquísticos, sus bordes son irregulares, cuando infiltran los tejidos vecinos, fenómeno que además explica la retracción de la piel y pezón o la desviación de éste, así como la adherencia a planos profundos. (18)

.

Factores de riesgo

Género

Las mujeres tienen una mayor probabilidad que los hombres de padecer cáncer de mama. Esta enfermedad ocasiona el 31% del total de casos de cáncer invasivo en las mujeres y menos del 1% en los hombres. (19)

.

Edad

Como factor aislado es muy importante en el riesgo de cáncer de mama. A mayor edad, mayor riesgo. La incidencia de cáncer de mama a los 80-85 años es 15 veces más alta que a los 30-35 años. (20)

.

Factores reproductivos

Aquellos agentes que aumentan la exposición a los estrógenos endógenos, como la aparición temprana de la primera regla, la menopausia tardía o el uso de terapia hormonal sustitutiva después de la menopausia aumenta el riesgo de cáncer de mama. La nuliparidad también está relacionada con el cáncer. (21)

Antecedentes familiares de cáncer mamario

Esta patología no se hereda, pero es más frecuente en personas con antecedentes positivos, las mujeres con un antecedente familiar de cáncer de mama en una pariente de primer grado (madre, hermana o hija) tienen un riesgo de, dos a tres veces el de la población general. (19)

Riesgo genético

Los cambios hereditarios (mutaciones) en ciertos genes, como BRCA1 y BRCA2, pueden aumentar el riesgo. (22)

Menarquia precoz y menopausia tardía

La menarquia precoz (antes de los 12 años) y la menopausia tardía (después de los 50 años) se asocian con un mayor riesgo. (22)

Diagnóstico

El cáncer mamario se diagnóstica con más frecuencia por biopsia de una masa palpable o una anomalía por medio de mamografía. Se debe iniciar pronto el trabajo diagnóstico definitivo para cualquier anomalía mamaria y seguir hasta su resolución. Se recomienda por lo general la inclusión de una mamografía como parte de la valoración de la masa palpable en la mama de cualquier mujer de 30 años de edad o más para valorar además otras lesiones clínicamente ocultas en la mama. (23)

Diagnóstico precoz

El concepto de diagnóstico precoz de cáncer de mama, se basa en tres principios reconocidos. (24)

El interés del diagnóstico precoz del cáncer de mama estriba fundamentalmente en la estrecha relación que existe entre la extensión de la enfermedad y la supervivencia de alto riesgo.

En el estado actual de nuestros conocimientos no podemos evitar la aparición de cáncer de mama, pero sí podemos prevenir la muerte si descubrimos el cáncer en una etapa más temprana.

En un programa de diagnóstico precoz, donde los resultados deben incluir una disminución de la mortalidad

Tratamiento

El tratamiento del cáncer de mama, es un trabajo multidisciplinario, es necesario a combinación de diversas disciplinas terapéuticas para conseguir un control eficaz de esta enfermedad. El tratamiento es multimodal (cirugía, quimioterapia, hormonoterapia biológica y radioterapia), el uso de cada una depende de la etapa clínica en la que se encuentre la paciente. (25)

Exploración física

La exploración física de la región mamaria constituye un procedimiento ordenado que va desde la inspección simple en reposo, hasta la exploración dinámica con los brazos en extensión y los músculos contraídos; se efectúa de frente y perfil. (26)

Exploración integral de la mama

Para ello se practica una exploración clínica integral, incluyendo de manera preponderante, la exploración de la mama. Para la exploración física de la mama, en primer lugar, se practica la inspección y debe efectuarse con la paciente sentada, con los brazos a los lados y posteriormente arriba de la cabeza, así se identifican mejor el volumen de las mamas, las retracciones mínimas del pezón, el edema, el eritema o las retracciones mínimas de la piel.

Con la paciente sentada, se palpan cuidadosamente las regiones axilares y supraclaviculares buscando ganglios crecidos. Para explorar la mama, mediante la palpación, la paciente debes estar en decúbito supino y el brazo en abducción. De manera ordenada y clasificada, las bases para el diagnóstico del cáncer mamario, desde el punto de vista clínico, están constituidas por: cáncer mamario, desde el punto de vista clínico, están constituidas por:

a) Datos temprano: Una masa de consistencia firme a dura, única, no dolorosa, con márgenes mal definidos; anormalidades mamográficas y ausencia de tumor palpable.

b) Datos posteriores: Retracciones de la piel o del pezón, linfadenopatía axilar, crecimiento de la mama, enrojecimiento, edema, dolor, fijación del tumor a la piel o incluso a la pared del tórax para destruir o disminuir el número de células cancerosas. Es un tratamiento local que se administra después de la cirugía conservadora (cuando se emplea después de la mastectomía es porque se considera que existe riesgo de que el tumor se reproduzca). Se desarrolla a lo largo de unos días (los que el oncólogo y el radiólogo hayan creído convenientes), y la paciente va de forma ambulatoria a la clínica o sala donde se realice la radioterapia; no tiene que estar ingresada para ello. En sí, el tratamiento dura unos minutos. No es doloroso, sino que es algo parecido a una radiografía solo que la radiaci6n es mayor y está concentrada en la zona. (27)

c)   Datos tardíos: Ulceración, linfadenopatía supraclavicular, presencia de metástasis óseas, hepáticas, pulmonares, encefálicas y otras más distantes.

Las características de un carcinoma avanzado son el edema; el enrojecimiento; engrosamiento o ulceración de la piel; presencia de un gran tumor primerio; fijación del tumor a la pared torácica; crecimiento, retracción o encogimiento de la mama, linfadenopatía axilar acentuada; linfadenopatía supraclavicular; edema homo lateral del brazo y metástasis distantes. La detección del carcinoma mamario antes de su diseminación a los ganglios linfáticos axilares, aumenta francamente la posibilidad de supervivencia y 85% de esas pacientes sobrevivirán cuando menos cinco años.

El segundo elemento de detección temprana, es el mamograma o mamografía, que permite la detección temprana de cualquier cáncer de la mama, pero también hay que tener en cuenta que no es definitivo en sus resultados, porque puede ofrecer estudios negativos falsos. Además, la mamografía no es sustituta de la biopsia, ya que puede revelar un cáncer clínico en una mama muy densa, tal como en las mujeres jóvenes con gastropatía fibroquística. (28)

Autoexamen

La mama manifiesta cambios cíclicos periódicos, en respuesta a la estimulación hormonal. Cada mes, en consonancia con el ciclo de ovulación, las mamas se hinchan de líquido en previsión de una gestación y la mujer puede experimentar sensibilidad, dolor y aparición de bultos. Si no se produce la fecundación, el líquido acumulado se elimina por la vía linfática. El autoexamen de mama mensual es el mejor método para detectar precozmente bultos en las mamas.

Una mujer que conoce la textura y el tacto de sus mamas tiene más probabilidad de detectar cambio. La importancia del examen de mamas, permitirá a la mujer conocer su cuerpo y a la vez detectar alguna anormalidad. (29)

El autoexamen de mamas constituye el único método preventivo para detectar alguna patología o alteración, ayudando a un diagnostico precoz y a un tratamiento adecuado alteración, ayudando a un diagnostico precoz y a un tratamiento adecuado. (30)

En lo que refiere a la frecuencia del autoexamen de mamas debe practicarse cada mes, el momento ideal es aproximadamente una semana después de la menstruación, cuando las mamas no suelen estar sensibles ni hinchadas. Después de la menopausia, el autoexamen de mamas debe ser realizado el mismo día de cada mes. La posición ideal es estar parada o acostada, la eficacia del autoexamen de mamas está determinado por la capacidad de la mujer para realizar el método correctamente.

Pasos para el autoexamen de mamas

El examen debe ser practicado por toda mujer una vez por mes y será realizado de la siguiente manera.

1) Póngase frente al espejo, con los brazos caídos a lo largo del cuerpo. Fíjese en la piel de las mamas por si aparecen zonas salientes (nódulos) u hoyuelos (cambios en la piel), o cambios en el tamaño o aspecto de las mamas (deformación mamaria). Observe si los pezones están normales, comprobando que no estén invertidos, retraídos, fijados hacia el interior o presenten secreción.

2) Luego ponga las manos en sus caderas, observando lo mismo.

3) Después ponga los brazos extendidos, para realizar, una vez más, la misma observación.

4) Posteriormente, estando las mamas secas después del baño, ponga su mano izquierda detrás de la cabeza y examine la mama izquierda con la mano derecha del siguiente modo: imaginando que su mama es una esfera de reloj ponga su mano derecha a las 12 en punto (arriba). Deje su mano relajada, estire, junte los dedos y presión con las yemas (de los tres dedos medios) haciendo lentamente un movimiento circular, intentando palpar la posible presencia de nódulos.

Realice la misma operación en la posición de la 1 del reloj, luego de las 2 y así, sucesivamente, todo el horario. Cuando termine el horario, vuelva a poner los dedos y la mano en la misma actitud, pero ahora del pezón y con movimientos circulares, desde las 12 horas y en el sentido de las agujas del reloj vaya haciendo círculos concéntricos.

5) Haga círculos cada vez más pequeños para llegar hasta el pezón. Fíjese en la posible presencia de nódulos y en una posible exudación de líquido por el pezón.

6) Para terminar realice una pequeña palpación del área cercana a la axila, donde puede haber tejido mamario.

7) Al terminar esta exploración, debe realizar la misma operación en su otra mama, utilizando su mano contraria y siguiendo los mismos pasos.

8) Realice la misma operación estando acostada, colocando una almohada en el hombro derecho para explorar con la mano izquierda su mama derecha, y luego repitiendo la misma operación con la mama izquierda. (31)

Mamografía

La mamografía y los rayos X de los senos han sido de gran ayuda para diferencia entre enfermedades benignas y malignas de los senos, pero la mamografía deberá complementar y no sustituir un cuidadoso examen físico. La mamografía es útil cuando el análisis físico no es claro o cuando existe alguna duda sobre la necesidad de una biopsia. (32)

La mamografía es una técnica capaz de adelantar el diagnóstico y contribuir así a la eficacia del tratamiento en fases precoces del tumor. (33)

Se debería efectuar una mamografía de base a partir de los 35 años, y se debe realizar una por año a partir de los 40 años, en mujeres asintomáticas y sin antecedentes familiares de cáncer de mama. En casos de poseer antecedentes familiares, especialmente si presentaron esta enfermedad antes de los 50 años, los estudios mamográficos deberían comenzar 10 años antes de la edad de presentación del caso. (34)

Prevención primaria

La prevención primaria se realiza básicamente a través de la información, educación y comunicación que se brinda a la población, en relación a los factores de riesgo y la promoción de estilos de vida saludable. Existen factores de riesgo que se pueden influir con la finalidad de disminuir el riesgo de padecer dicha enfermedad.

- Ejercicio Físico: Es suficiente con ejercicio físico moderado equivalente a caminar a paso rápido 30 minutos diarios o 1 hora 3 días a la semana.
- Dieta: Disminuir la ingesta de alcohol, así mismo el consumo de grasa animal. Se recomienda el consumo de alimentos ricos en fibra como son las verduras, legumbres, frutas, pescado, etc.
- La ingesta adecuada de vitamina D, se ha demostrado que inhibe el crecimiento de células tumorales. (35)

Prevención secundaria

En este tipo de prevención abarca tres estrategias eficaces, que son al autoexamen de mamas, examen clínico y mamografía, si se llega a detectar una lesión mediante los procedimientos mencionados, se procederán a la confirmación y al manejo oportuno de acuerdo a las normas vigentes para el tratamiento adecuado.

Generalidades de conocimiento

Según Mario Bunge, define el conocimiento, como un conjunto de ideas, conceptos, enunciados, comunicables que pueden ser claros, precisos, ordenados, vagos e inexactos, clasificándolo en conocimiento científico y vulgar, el científico es racional, analítico, sistemático, verificable a través de la experiencia y el conocimiento vulgar es vago, inexacto, limitado por la observación. (36)

Generalidades de actitudes

La actitud se refiere pues primordialmente a una disposición afectiva y valorativa, no incluye la creencia. (37)
Las actitudes forman parte de nuestra vida y de nuestro comportamiento, son todas aprendidas y adquiridas en el transcurso de nuestra interacción social, a raves de las distintas agencias de socialización. (38)

Componentes de las actitudes: Se dividen en, (39):

- Componente cognitivo: Se refiere a las expresiones de pensamiento, concepciones y creencias, acerca del objetivo actitudinal.
- Componente afectivo o emocional: Constituido por expresiones de sentimiento hacia el objeto de referencia.
- Componente conductual: Vinculado a las actuaciones en relación con el objeto de las actitudes.

Diseño Metodológico

Para el desarrollo de la investigación se realizó un estudio cuasi experimental con el objetivo de evaluar acciones educativas para el incremento de la información sobre el cáncer de mama en féminas pertenecientes al consultorio 7 del área salud Meneses en el período comprendido de enero a noviembre del 2022.

En un primer momento se caracterizó la muestra en estudio según variables socio demográficas, posteriormente mediante una encuesta inicial se identificó la información que posee la población seleccionada sobre el cáncer de mama para poder diseñar acciones educativas para incrementar el conocimiento sobre éstos. Finalmente se aplicó las acciones previamente diseñadas en la población seleccionada y se aplicó nuevamente la encuesta para comprobar el nivel alcanzado.

Definición de la población y muestra de estudio:

La población se conformó con todas las mujeres comprendidas entre 30 y 50 años de edad (103), con lo cual se confeccionó un listado único y se seleccionaron 45 pacientes mediante un muestreo aleatorio simple, resultando este el tamaño de la muestra.

Criterios de exclusión:

Pacientes que no estén de acuerdo a participar en la investigación, o que posean limitaciones psíquicas.

Pacientes que por cualquier razón no se encuentren en el área por cualquier motivo.

Pacientes que fueron o estén atendiéndose por patología de cáncer.

En la investigación se aplicaron los siguientes métodos:

Del nivel teórico:

- **Histórico-lógico:** Para estudiar el fenómeno en su evolución y desarrollo histórico.

- **El analítico – sintético:** Para la determinación de las partes que constituyó el proceso investigativo y su integración en las distintas etapas del cumplimiento de las tareas científicas.

- **Inducción y deducción:** Para determinar el comportamiento de la enfermedad e identificar los factores de riesgo que incidieron en el fenómeno objeto de estudio.

- **Hipotético-deductivo:** Para a partir del planteamiento que se sustenta en una teoría, ofrecer y posibilitar el estudio de importantes referentes teóricos sobre la problemática abordada.

Del nivel empírico:

- **Observación científica:** se utilizó para analizar la actitud de los incluidos en el estudio sobre sus comportamientos en la prevención.

  Se realizó una revisión documental de las historias clínicas individuales y del Análisis de la Situación de Salud de la comunidad.

Encuesta: se aplicó una encuesta la cual fue validada en una investigación realizada anteriormente, la que se utilizó para precisar la información que poseían estas pacientes sobre la prevención y conocimientos del cáncer de mama y evaluar la efectividad de las acciones de salud aplicadas, se les otorgó una calificación a cada opción de respuestas y teniendo en cuenta el percentil 80, se creó una escala de calificación, (40) (anexo 2).

Del nivel estadístico-matemático: Una vez recogido el dato primario se creó una base de datos utilizando el programa Microsoft office Excel, con las variables seleccionadas en el estudio. El procesamiento se realizó mediante el paquete estadístico SPSS vs 20, en microcomputadora Pentium V. Se estimaron las frecuencias absolutas y relativas. Se aplicó la prueba de Mc Nemar verificando si existía cambio antes y después de la intervención. Los resultados obtenidos fueron llevados a cuadros y gráficos estadísticos.

Variables: Se utilizaron variables como la edad, el grado de escolaridad, variables para medir el conocimiento y la efectividad de intervención educativa.

Variable dependiente: Prevención del cáncer de mama.

Prevención:

Acción o efecto de prevenir o prevenirse. Conjunto de precauciones y medidas tomadas para anticiparse, evitar o disminuir riesgos.

Prevención de cáncer de mama: Conjunto de medidas tomadas para anticiparse o disminuir riesgos de cáncer de mama.

Variable independiente:

Acciones Educativas: Ejercicio de la facultad de actuar, el efecto de hacer para enseñar, instruir e inculcar. Medidas que se toman para evitar riesgos o conocimiento que se trasmite para evitar efectos negativos.

Promover la salud significa educar, es decir instaurar en la población comportamientos que hayan probado ser realmente efectivos para una salud óptima. Esto requiere formar nuevas conductas, modificar actitudes, fomentar creencias favorables con el fin de reducir el riesgo de enfermar, o aumentar la salud y el bienestar para alcanzar el objetivo común de las diferentes concepciones de la salud pública.

Operacionalización de las variables

Variable	Tipo	Definición Operacional	Indicador	Escala
Edad	Cuantitativa continua	Se refiere al número de años cumplidos después del nacimiento	Frecuencias Absolutas y Relativas	30-34 35-39 40-44 45-49 50-54 55-59
Escolaridad	Cualitativa Nominal	Grado de escolaridad alcanzado	Frecuencias Absolutas y Relativas	-Primaria terminada. -Secundaria terminada. -Pre universitario terminado -Técnico medio terminado. -Universitario.
Nivel de Información	Cualitativa Nominal	Se refiere al conocimiento sobre de diferentes aspectos relacionados con el cáncer de mama.	Frecuencias Absolutas y Relativas	Adecuado (obtener 42 puntos o más). Inadecuado (obtener menos de 42 puntos)
Efectividad de la intervención	Cualitativa Nominal	Cual fue el resultado de la aplicación de la intervención educativa	Por ciento de Incremento.	-Eficiente Incremento de más de un 70% -Ineficiente: Incremento por debajo de 70%.

Sistema de evaluación:

Se evaluaron cada una de las preguntas

Pregunta 1 valor 20 puntos, si contesta correctamente se otorgarán dos puntos sino se otorgará 0 puntos.

Pregunta 2 valor 14 puntos, si contesta correctamente se otorgarán dos puntos sino se otorgará 0 puntos.

Pregunta 3 valor 18 puntos, si contesta correctamente se otorgarán dos puntos sino se otorgará 0 puntos.

Valor total posible a alcanzar 52 puntos.

Estandarización

Por encima de 42 puntos Adecuado

Por debajo de 42 puntos Inadecuado

Procedimiento

1ra Etapa: Diagnóstico:

Se realizó un estudio descriptivo transversal para caracterizar los pacientes en estudio según variables sociodemográficas (edad y nivel de escolaridad) y se aplicó una encuesta para indagar sobre los conocimientos que poseen las mujeres involucradas en el estudio lo cual fue necesario para diseñar la propuesta educativa.

2da. Etapa: Diseño e Implementación de la intervención educativa. (Anexo3)

En la segunda fase de la investigación se diseñaron las acciones educativas derivadas de la comprensión del diagnóstico realizado y teniendo en cuenta las bases psicopedagógicas de la educación para la salud. El referente educativo se tomó del hábitat de las acciones educativas que se corresponden con el elemento propuesto de los protocolos de actuación del Programa del Médico y Enfermera de la Familia que se enriquecen en su sentido educativo. Tuvo como objetivo primordial educar a los pacientes sobre los factores de riesgo para la aparición del cáncer de mama y otros conocimientos básicos de esta enfermedad

3ra. Etapa de Evaluación:

Posterior a la realización de las acciones educativas, se aplicó nuevamente el cuestionario inicial de conocimientos y los resultados se compararon con los resultados al inicio del estudio. La propuesta se consideró efectiva cuando más del 70% de los incluidos en la investigación que inicialmente tenían nivel de conocimientos no adecuados al final lograron alcanzar un nivel adecuado con relación a la enfermedad y su prevención.

Aspectos éticos:

La investigación se realizó con previa autorización de la Dirección del Comité de Ética Médica y Consejo Científico, se procedió al consentimiento informado (Anexo 1). La investigación respetó los postulados de la ética y tuvo como objetivo esencial el puramente científico, sin afectaciones del medio ambiente, ni riesgos predecibles. La información que se obtuvo no será empleada para otros fines fuera del marco de la investigación. Los datos primarios se manejaron con discreción para la misma y en una etapa posterior para su publicación.

Análisis y Discusión de los Resultados

Tabla No 1.Distribución de las pacientes en estudio por grupos de edades en el CMF # 7. Área de salud Meneses. Año enero noviembre 2022.

Grupo de Edades	Frecuencia Absoluta	Frecuencia Relativa
30-34	7	15,6
35-39	12	26,7
40-44	13	28,9
45-49	6	13,3
50 54	4	8,9
55 59	3	6,7
Total	45	100,0

Fuente: Historia clínica familiar

En la tabla # 1 se describió la distribución de pacientes por grupos de edades donde las mayores frecuencias se encontraron en el grupo de 40 a 44 años con 13 pacientes para el 28.9%, le continuó el grupo de 35 a 39 años con 12 casos para el 26.7%.

El rango de edad del estudio coincide con el establecido por el programa de atención a la mujer del programa de atención médica primaria.

La población del consultorio médico # 7, es una población envejecida según la clasificación de Rosse, la distribución por grupos de edades se comporta de manera proporcional, donde los grupos de edades más predominantes son los de la cuarta y quinta década de vida, como se refleja en la pirámide poblacional, de ahí que la selección de la muestra se comporte de manera similar a la población,

(41)

Tabla No 2. Distribución de las pacientes en estudio según grado de escolaridad en el CMF # 7. Área de salud Meneses. Año enero noviembre 2022.

Grupo de Edades	Frecuencia Absoluta	Frecuencia Relativa
Secundaria terminada	10	22,2
Pre universitario terminado	18	40
Técnico medio terminado	9	20
Universitario	8	17,8
Total	45	100

Fuente: Historia clínica familiar

En la tabla anterior *se* mostró el grado de escolaridad alcanzado por las pacientes de la muestra donde se evidencia un elevado nivel cultural con un 40% que concluyó sus estudios pre universitarios y 17.8% alcanzó el universitario.

De manera que se trata de un conjunto de mujeres en plenitudes de facultades intelectuales para comprender e interiorizar la importancia de la prevención del cáncer de mama, asimilar su conocimiento y ponerlo en práctica.

Se puede decir que la alta escolaridad protege al sujeto de riesgos específicos para su salud. Le permite una vida más higiénica, disciplinada y sistemática, favorecida por su asistencia a la escuela durante un período de tiempo largo, con su efecto socializador, le facilita un círculo de amistades con quienes retroalimentar la educación adquirida el uso del tiempo libre y la recreación. Una alta escolaridad amplía los aspectos cognoscitivos de la salud y de la enfermedad, lo cual favorece las actividades de promoción de salud. (42)

Tabla No 3: Nivel de conocimiento sobre los factores de riesgo del cáncer de mama, antes y después de las acciones educativas en mujeres del CMF # 7. Área de salud Meneses. Año enero noviembre 2022.

Conocimiento de factores de riesgo	Antes de la intervención (n=45)		Después de la intervención (n=45)	
	No	%	No	%
Antecedentes familiares de cáncer	33	73,3	45	100
Antecedentes personales de cáncer	37	82,2	45	100
Menopausia temprana	14	31,1	42	93,3
Menopausia tardía	16	35,6	42	93,3
Beber alcohol y/o fumar en forma habitual.	18	40,0	44	97,8
Ser obesas y realizar poca actividad física.	10	22,2	43	95,6
Edad mayor de 40 años	21	46,7	45	100,0
Ausencia de lactancia materna	9	20,0	40	88,9
Nulípara añosa	11	24,4	43	95,6
Tratamiento estrogénico prolongado	6	13,3	44	97,7

Fuente: Encuesta

La tabla # 3 mostró el conocimiento de los factores de riesgo antes y después de la intervención, se constató el desconocimiento de casi la totalidad de ellos, los más conocidos por la población antes del actuar fueron los antecedentes familiares y los antecedentes personales con un 73.3% y 82.2% respectivamente y los menos conocidos resultaron el tratamiento estrogénico prolongado y la ausencia de lactancia materna con el 13.3% y el 20.0% respectivamente, luego de aplicada nuevamente la encuesta se logró un incremento notable de los conocimientos con respuestas correctas por encima del 88% de los encuestados.

Es necesario que las mujeres conozcan los factores de riesgo, fundamentalmente los que pueden ser modificados, el incremento en la incidencia no sólo se atribuye a la mayor posibilidad de realizar diagnósticos en la actualidad, sino a un acrecentamiento de los factores de riesgo, aunque se debe enfatizar que sólo uno de cada cuatro casos de cáncer de mama presenta algunos de ellos. (43)

Los factores de riesgo asociados al cáncer de mama entre la población femenina determinan una elevación de la morbimortalidad. El desconocimiento de los factores de riesgo hizo que uno de los temas abordados en el estudio fuera precisamente el conocimiento sobre los mismos. Se coincidió con un estudio realizado por Martínez Camilo, donde el factor de riesgo que predominó fue la historia familiar positiva de cáncer de mama. (44)

En otro estudio de conocimiento de las mujeres sobre los factores de riesgo del cáncer de mama, prevención y control se evidencia niveles bajos de información de forma general con algunas particularidades en ellos (45)

Tabla No 4: Nivel de conocimiento sobre las características clínicas de las mamas antes y después de las acciones educativas en mujeres del CMF # 7. Área de salud Meneses. Año enero noviembre 2022.

Características clínicas	Antes de la intervención (n=45)		Después de la intervención (n=45)	
	No	%	No	%
Retracción del pezón	6	13,3	45	100,0
Nódulos de variado tamaños	32	71,1	45	100,0
Bordes irregulares	7	15,6	44	97,8
Puede tener piel de	5	11,1	45	100,0

naranja				
Endurecimiento y enrojecimiento de la mama.	27	60,0	45	100,0
Secreción de sangre o pus por el pezón	25	55,6	44	97,8
Presencia de tumores o bultos en las axilas y cuello	14	31,1	50	111,1

Fuente: Encuesta

La tabla # 4 referente al conocimiento de las características clínicas, se pudo apreciar un débil conocimiento de forma general, encontrando los peores resultados en elementos fundamentales para la detención precoz del cáncer, tales como la retracción del pezón y piel con aspecto de cáscara de naranja con un 13.3% y bordes irregulares con un 11.1%, una vez realizadas las acciones educativas, se contactó un elevado por ciento de conocimiento alcanzando resultados de respuestas correctas desde un 97% hasta un 100%, conocer que las características clínicas del cáncer de mamas y su precoz detección permite un tratamiento rápido y un mayor nivel de sobrevivencia.

Las manifestaciones clínicas son variables y así, mientras en la fase pre clínica la neoplasia es asintomática, el signo inicial más común del cáncer mamario en la fase clínica es la presencia de una masa, tumor, el cual es de consistencia dura e indolora en tres cuartas partes de los casos. Luego en orden de frecuencia, se hacen evidentes el dolor mamario la descarga por el pezón espontánea y persistente, la retracción del pezón, el hoyuelo en la piel (piel de naranja), la erosión del pezón, el tumor axilar, el edema, la ulceración cutánea, el aumento del volumen y el acceso mamario, prurito, endurecimiento mamario generalizado , equimosis y el edema del brazo, el conocimiento de la población de estas características constituye la principal forma de prevención de este tipo de tumores. (46)

Las características clínicas de la enfermedad reconocidas por las pacientes, fue otro indicador importante evaluado. Se tuvo en cuenta que una vez reconocidas permiten acudir oportunamente al médico, porque incluso ante la presencia de los síntomas existe una fuerte tendencia a negar la enfermedad y dilatar la consulta médica y el tratamiento. Se encontraron hallazgos similares a los planteados anteriormente, en estudios de intervención realizados sobre este tema en un grupo de pacientes donde antes de la intervención existía un 77% que lo desconocían por completo y después de su aplicación el 100%, no sólo lo conocían, sino que habían sido preparados para capacitar a los padres sobre el tema. (47)

Tabla No 5: Nivel de conocimiento sobre la técnica del autoexamen de mamas antes y después de las acciones educativas en mujeres del CMF # 7. Área de salud Meneses. Año enero noviembre 2022.

Técnica	Antes de la intervención (n=45)		Después de la intervención (n=45)	
	No	%	No	%
Observar frente al espejo las características de la mama y el pezón	32	71,1	45	100,0
Las mamas se pueden observar con los brazos caídos o manos en la cintura.	17	37,8	44	97,8
Palpar sus manos con la yema de los dedos en forma circular para buscar la presencia de tumores (bultos).	30	66,7	45	100,0
Examinar y palpar las mamas por encima de la ropa interior	22	48,9	45	100,0
Colocar un brazo detrás de la nuca y con el otro revisar la mama opuesta, axila y luego cuello.	20	44,4	45	100,0
Presionar el pezón para comprobar si sale alguna secreción	20	44,4	43	95,6

Examen que se debe realizar toda mujer periódicamente.	34	75,6	45	100,0
Sólo se lo deben realizar mujeres en edad fértil.	16	35,6	44	97,8
Se realiza 8 días después de la menstruación.	16	35,6	45	100,0

Fuente: Encuesta

La tabla # 5 se refirió al conocimiento de las mujeres en estudio de la técnica de autoexamen de mama, arrojando que antes de la intervención los mejores conocimientos se encontraron en que sabían que era un examen que se debe realizar toda mujer periódicamente en un 75.6% y palpar sus manos con la yema de los dedos en forma circular para buscar la presencia de tumores (bultos) en un 66.7%, los demás resultados se encontraban por debajo de 50% de respuestas correctas, después de la intervención el resultado mejoró, arrojando respuestas correctas en un 100% de las encuestadas en seis preguntas y los tres restantes por encima del 95 % de los encuestados.

Al evaluar los conocimientos en la investigación, inicialmente se comprobó que las pacientes desconocían la técnica adecuada para realizar el autoexamen de mama. El conocimiento de los objetivos que persigue la realización del autoexamen de mama es uno de los pilares en los que se sustenta el pronóstico del cáncer de mama, se señaló que su práctica adecuada y sistemática posibilita diagnosticar esta enfermedad en estadios iníciales lo que posibilita un mayor índice de durabilidad, un mejor pronóstico y un tratamiento menos invasivo para la mujer. (48, 49)

En este sentido Vela, et al, (50) señala que el diagnóstico precoz reduce el riesgo de muerte en un 56-79 %, aunque su importancia fundamental está en el diagnóstico precoz de la enfermedad, su utilidad no se limita a esta enfermedad, ya que el autoexamen de mama permite detectar otras enfermedades como nódulos benignos, quistes entre otras alteraciones. (51)

Estudios plantean que existe desconocimiento sobre la realización de dicha técnica en el mayor número de las mujeres encuestadas. (52)

Piñeiro (51) señala que, en la promoción de actitudes adecuadas con respecto al autoexamen de mama, es de vital importancia la labor del equipo básico de salud, que labora en la comunidad, pero este no debe limitarse solamente a brindar información, sino que debe mostrar a las mujeres la técnica correcta para realizarlo y enfatizar esto en cada consulta y en los terrenos, supervisando que se realice adecuada y sistemáticamente.

Tabla No 6: Conocimientos generales sobre el cáncer de mama en mujeres del CMF # 7. Área de salud Meneses. Año enero noviembre 2022.

Conocimientos	Conocimientos			
	Antes		**Después**	
	No	%	No	%
Adecuados	6	13,3	43	95,6
Inadecuado	39	86,7	2	4,4

Fuente: Encuesta

En la tabla anterior se mostró el conocimiento general antes y después de la intervención donde antes de la intervención seis pacientes tenían conocimientos adecuados y después de la intervención resultaron 43 solo dos pacientes no lograron la puntuación necesaria, el resultado de la significación de Mc-Nemar p=0.000 demuestra que fue significativa la diferencia, por lo que podemos afirmar que fue efectiva la intervención con la adquisición de conocimientos adecuados el 95.6%.

Con los resultados obtenidos, pudimos observar que una manera de intervenir la comunidad es por medio de charlas y momentos educativos que les permitan a las adolescentes y a las personas que están haciendo la intervención compartir conocimientos, experiencias para complementar la información que cada una de las partes tenga sobre el tema. Por otra parte siempre, luego de estar presente y hacer una intervención en la comunidad, se deberían desarrollar algunos espacios de seguimiento, para que la temática desarrollada sea continua.

Resulta de vital importancia que las féminas posean conocimientos básicos sobre la prevención y el diagnóstico precoz del cáncer de mama, pues cuando la neoplasia se detecta en etapas tempranas existe menos posibilidad de metástasis y la supervivencia es mayor; hallazgos similares obtuvieron Pardo *et al* en su serie. (53)

Conclusiones

En el presente estudio predominó el grupo de 40 – 44 años siendo representado por el 28,9 % de las mujeres en estudio, con un elevado nivel cultural (40%) que concluyó los estudios preuniversitarios, encontrándose en correspondencia con la estructura poblacional del consultorio médico. Se mostró además que los conocimientos sobre los factores de riesgo, las características clínicas y la técnica del autoexamen de mama antes de la intervención eran deficientes lo que hacen a esta población altamente vulnerables a adquirir cáncer de mama.

La propuesta de las acciones educativas fueron efectivas y estuvieron dirigidas a que las pacientes incorporaran estilos de vida saludables, que contribuyan a la prevención del cáncer de mama mediante el conocimiento de la enfermedad, reafirmando que las intervenciones de base comunitaria constituyen un método apropiado, factible y efectivo para el aprendizaje y la estimulación del desarrollo de prácticas saludables que pueden estar presumiblemente vinculadas a la disminución de la morbimortalidad.

Recomendaciones

1. Proponer estudios de causalidad para profundizar en el tema.

2. Discutir los resultados de este estudio en los grupos básicos de trabajo, en el área de salud y municipio.

3. Proponer este estudio a convocatoria ramal para valorar los resultados en el resto de los policlínicos del municipio Yaguajay.

Bibliografía

1- Hernández L. La mujer con cáncer de mama: una experiencia desde la perspectiva del cuidado humano. Enferm. univ [revista en la Internet]. 2021 Dic [citado 2018 Jun 06]; 13(4): 253-259. Disponible en: http://www.scielo.org.mx/scielo.php?script=sci_arttext&pid=S1665-70632016000400253&lng=es. http://dx.doi.org/10.1016/j.reu.2016.08.002.

2- ¿Quién fue el primero en descubrir el cáncer de mama y en qué año? > elmundo.es salud [Internet]. [citado 6 de junio de 2018]. Disponible en: http://www.elmundo.es/elmundosalud/2005/10/03/oncodudasypreguntas/1128339105.html.

3- Icaza Gloria, Núñez Loreto, Bugueño Herna. Descripción epidemiológica de la mortalidad por cáncer de mama en mujeres en Chile. Rev. méd. Chile [Internet]. 2017 Ene [citado 2018 Jun 06] ; 145(1): 106-114. Disponible en: https://scielo.conicyt.cl/scielo.php?script=sci_arttext&pid=S0034-98872017000100014&lng=es. http://dx.doi.org/10.4067/S0034-98872017000100014.

4- Estadísticas del cáncer de mama en los Estados Unidos [Internet]. Breastcancer.org. [citado 6 de junio de 2018]. Disponible en: http://www.breastcancer.org/es/sintomas/cancer_de_mama/estadisticas.

5- Willet W, Rockhill B, Hankinson S y cols: Epidemiology and Nongenetic causes of breast cancer. In: Harris J *Et al.* Diseases of the Breast. 2nd ed. 2019; (IV): 175-220.

6- Robles SC, Galanis E. El cáncer de mama en América Latina y el Caribe. Rev Panam Salud Publica, Rev panam salud pública. agosto de 2017; 12:141-3.

7- Anuario_Estadístico_de_Salud_e_2017_edición_2017.pdf [Internet]. [citado 30 de abril de 2018]. Disponible en:

http://files.sld.cu/dne/files/2017/05/Anuario_Estad%C3%ADstico_de_Sal
ud_e_2016_edici%C3%B3n_2017.pdf.

8- Lugones Botell, M, Ramírez Bermúdez, M. Aspectos históricos y culturales sobre el cáncer de mama (en español). Rev Cubana Med Gen Integr [online]. 2017, vol.25.

9- Página de JAMA para el Paciente. Genética y cáncer de mama (en español). Último acceso junio de 2017.

10-Los anticonceptivos orales y el riesgo de cáncer de mama (en español). Rev Panam Salud Publica [online]. 2018, vol.12, pp. 125-126.

11-Detección-temprana [Internet]. [citado 13 de junio de 2018]. Disponible en: https://www.paho.org/hq/dmdocuments/2019/deteccion-temprana.pdf.

12-Sardiñas Ponce Raysy. Autoexamen de mama: Un importante instrumento en la prevención de cáncer de mama en la atención primaria de salud. Rev haban cienc méd [Internet]. 2018 Sep. [citado 2018   Jun.   13];   8(3).   Disponible   en: http://scielo.sld.cu/scielo.php?script=sci_arttext&pid=S1729-519X2009000300005&lng=es.

13-Ossa DL, Martínez R, Gutiérrez J, Calderón M, Gómez T, Valdivia MI, et al. Introducción de marcadores radiológicos arpón-guía en el diagnóstico y tratamiento de lesiones no palpables de mama: 35 primeros casos en un nuevo hospital comarcal. Rev Senol Patol Mamar. :4-10.

14-Sociedad Española de Oncología Médica. Cáncer de mama. [en línea]. España: SEOM. 2015. [consultado 2018 Febrero 18]. Disponible en: http://www.seom.org/es/informacion-sobre-el-cancer/info-tipos-cancer/cancer-de-mama-raiz/cancer-de-mama?start=1#content.

15-Ramírez Alonso F. Obstetricia para la enfermera profesional.1ª Ed. México: Manual Moderno MM; 2019.

16-Inppares. Cáncer de mama. [en línea]. México: Instituto Nacional de Salud Pública, Secretaria de salud; 2017. [consultado 2018 Febrero 15]. Disponible   en :http://www.inppares.org/sites/default/files/Cancer%20de%20mama.pdf.

17-Pahisa Fábregas J. Ginecología Oncológica. 2ª ed. Barcelona: Ergón; 2018.

18- Mondragón Castro H. Ginecoobstetricia: De la niñez a la senectud. 2ª ed. México: Trillas; 2019.

19-Otto E. S. Enfermería Oncológica. 3ª ed. España: S.A Elsevier España; 2019.

20-Ministerio de Salud, Guía Clínica Cáncer de mama. Cáncer de mama. RevMed. [en línea]. 2019; 1ª ed.: pág. 11. [consultado 2018 Febrero 16]. Disponible en : http://web.minsal.cl/portal/url/item/72213ed52c4423d1e04001011f01139 8.pdf.

21-DMedicina. Cáncer de mama. [en línea]. España. DMedicina; 2017. Disponible en: http://www.dmedicina.com/enfermedades/cancer/cancer-mama.html.

22-American Cancer Society. Cáncer de mama. RevMed. [en línea]. 2018. Pág. 11. [consultado 2018 Febrero 15]. Disponible en : http://www.cancer.org/acs/groups/cid/documents/webcontent/002284-pdf.

23-Chabner Bruce A., Lynch Thomas J. y Longo Dan L. Manual de Oncología. México: Mc Graw Hill Interamericana; 2018.

24-Celorio Mendez J A. Fundamentos de Oncología Ginecológica. 1ª ed. Madrid: Díaz de Santos; 2018.

25-Suasnabar Reyes, S. Relación entre el nivel de conocimientos y prácticas sobre la prevención del cáncer de mama en las mujeres que acuden al C.S Villa San Luis: San juan de Miraflores, 2016. [Tesis de Licenciatura]. Lima. Universidad Nacional Mayor de San Marcos; 2012. [consultado 2018 Febrero 15]. Disponible en : http://cybertesis.unmsm.edu.pe/bitstream/cybertesis/1309/1/Suasnabar_ rs.pdf.

26-Manual-de-examen-fisico.pdf [Internet]. [citado 13 de junio de 2018]. Disponible en: http://files.sld.cu/cpicm-cmw/files/2014/01/manual-de-examen-fisico.pdf.

27- Manual de Exploración Clínica de las Mamas - manual-clinica-de-mama_pdf.pdf [Internet]. [citado 13 de junio de 2018]. Disponible en: https://asgoped.files.wordpress.com/2012/09/manual-clinica-de-mama_pdf.pdf.

28-Abugattas Saba Julio, Manrique Hinojosa Javier, Vidaurre Rojas Tatiana. Mamografía como instrumento de tamizaje en cáncer de mama. Rev. peru. ginecol. obstet. [Internet]. 2019 Jul [citado 2018 Jun 13] ; 61(3): 311-319. Disponible en: http://www.scielo.org.pe/scielo.php?script=sci_arttext&pid=S2304-51322015000300018&.

29-Instituto Nacional de Enfermedad Neoplásicas. Guía de prevención de cáncer dirigida a docentes de educación básica. Lima. 2020.

30- Salud y Nutrición Básica. Manual de decisiones: Salud de la mujer. México.2020.

31-Bazán De la Cruz ST. Conocimientos, actitudes y prácticas acerca del autoexamen de mama de estudiantes de enfermería, UNMSM. 2015. 2020.

32-Cherry Sheldon H. Mujer El cuidado de la salud femenina. [en línea]. México: Pax México; 2015. [consultado 2018 Febrero 20]. Disponible en: https://books.google.com.pe/books?id=tznExCHNtrUC&pg=PA171&dq=la+mamografia&hl=es-419&sa=X&ved=0ahUKEwjctc7eo5_OAhUCkx4KHV8sB_kQ6AEIMDAF#v=onepage&q=la%20mamografia&f=false.

33-AsturSalud. Prevención del cáncer de mama. [en línea]. España. 2014. [consultado 2018 Febrero 20. Disponible en : https://www.asturias.es/portal/site/astursalud/menuitem.2d7ff2df00b625 67dbdfb51020688a0c/?vgnextoid=af0b2d780b855210VgnVCM1000009 7030a0aRCRD.

34-Academia Nacional de Medicina. Consenso Nacional Inter-Sociedades sobre Cáncer de mama: Pautas para el diagnóstico y manejo de las lesiones mamarias subclínicas. RevMed. [en línea]. 2020; pág. 4.

[consultado 2018 Febrero 20]. Disponible en: http://www.samas.org.ar/archivos/consensoacordado.pdf.

35-Neolife Age Management Medicine. El cáncer de mama y su prevención. [en línea]. España, 2019. [consultado Febrero Julio 20]. Disponible en : http://www.neolifeclinic.com/blog/el-cancer-de-mama-y-su-prevencion/.

36-Bunge M. L investigación científica: su estrategia y su filosofía. 3ª ed. Barcelona: Siglo XXI Editores; 2019.

37-Villoro Luis. Creer, saber, conocer. [en línea]. 1ª ed. México: Siglo XXI Editores; 2014 [consultado 2018 Febrero 20]. Disponible en : https://books.google.com.pe/books.

38-Ortego Maté M, López González S, Álvarez Trigueros M. Las actitudes. [en línea]. Pág. 5. [consultado 2018 Febrero 20]. Disponible en: http://ocw.unican.es/ciencias-de-la-salud/ciencias-psicosociales-i/pdf-reunidos/tema_04.pdf.

39-Wayne Weiten. y Pecina Hernández J. Psicología: Temas y variaciones.6ª ed. México: Thomson; 2018.

40-Sánchez VMV, Pedraza NT, Gonzales LLE, Silva CAT, Torres ICM, Jaimes KCM, et al. Conocimientos, actitudes y prácticas de prevención del cáncer de mama. Revista Ciencia y Cuidado. 2019;9(2):43–51.

41-Datos del Departamento de estadistica del Área Meneses . Yaguajay 2019.

42-Shirley, E. y O. Mosby. 2018. Enfermería oncológica. 3ª edición. Editorial Harcourt Braco. 6: 83-121.

43-Azzarelli A, Guzzon A, Pilotti S. Accuracy of breast cancer diagnosis by physicial, radiologic and cytologic combined examinations. Rev Chil Ultrasoun 2019; 69:137.

44-.Martínez Camilo RV. Comportamiento del cáncer de mamas de las mujeres en el período climatérico. Rev Cubana Ginecol Obstet.2018; 32(3):5-43.

45- Cameselle, J. Cortizo, M.E. López, A. Gómez, M. Pousa, L., y A. Senra. 2019. Prevención del cáncer de mama en Atención Primaria. SemFYC. 26(6): 419-427.

46-Hernández Echevarria ML. Auto examen de mamario, exploración de conocimientos en mujeres atendidas por médicos de la familia. Rev Cubana Med Geg Integr. 2021; 8(1):70-105.

47-Torres Orbe J. Experiencia de Enfermería en la inmunoterapia con gangliócitos en pacientes con cáncer avanzado. Rev Cubana Enf. 2019; 23(3):18-22.

48-Torres Orbe J. Experiencia de Enfermería en la inmunoterapia con gangliócitos en pacientes con cáncer avanzado. Rev Cubana Enf. 2019; 23(3):18-22.

49-Hernández Echevarria ML. Auto examen de mamario, exploración de conocimientos en mujeres atendidas por médicos de la familia. Rev Cubana Med Geg Integr. 2018; 8(1):70-105.

50-Vela B, Corporale B. Afrontando la posibilidad de tener cáncer de mama. Rev Ciencia Enferm. 2018; 13(2):33-40.

51- Piñeiro Fernández J. ¿Debe el paciente conocer que tiene un cáncer? Nuestra experiencia en las pacientes con cáncer de mamas. Rev Cubana Cir. 2018; 43(3):6-34.

52-Hernández CI, Acanda DM, Rodríguez TC. Exploración de conocimientos sobre el autoexamen mamario. Rev cubana Enfermer 2019; 19(3):1.

53-Pardo Montañez S. Modificación de conocimientos sobre cáncer de mama en trabajadoras con factores de riesgo de la enfermedad. MEDISAN 2019; 15(1). <http://bvs.sld.cu/revistas/san/vol_15_1_11/san13111.htm> [consulta 5 de Junio de 2018].

CONSENTIMIENTO INFORMADO

Por este medio yo

____

Acepto participar en la investigación cuyo título es "Intervención Educativa para la prevención del Cáncer de Mama." bajo conocimiento pleno de los procedimientos a realizar, los cuales no atentan de ninguna forma contra mi integridad como ser humano.

____

Firma

Anexo 2

ENCUESTA PARA DETERMINAR LA INFORMACIÓN SOBRE FACTORES DE RIESGO MODIFICABLES DE CÁNCER DE MAMA.

Estimado participante, usted ha sido seleccionado al azar para formar parte de esta encuesta, la información que usted proporcione será completamente confidencial. Solo se usará con fines investigativos.

1- Edad:

2- Marque con una x el grado de escolaridad que usted presenta.

Primaria terminada____

Secundaria terminada____

Pre universitario terminado____

Técnico medio terminado_____

Universitario_____

3- De las siguientes condiciones marque con una x las que considera sean factores de riesgo del cáncer de mama.

Antecedentes familiares de cáncer __

Antecedentes personales de cáncer__

Menopausia temprana__

Menopausia tardía__

Beber alcohol y/o fumar en forma habitual__

Ser obesas y realizar poca actividad física__

Edad mayor de 40 años__

Ausencia de lactancia materna__

Nulípara añosa__

Tratamiento estrogénico prolongado__

4- De las siguientes condiciones marque con una x las que consideras que se relacionan con la enfermedad.

Retracción del pezón__

Nódulos de variado tamaños__

Bordes irregulares__

Puede tener piel de naranja__

Endurecimiento y enrojecimiento de la mama__

Secreción de sangre o pus por el pezón__

Presencia de tumores o bultos en las axilas y cuello__

5- Sobre la técnica del autoexamen de mama maque con una x las que considera correcta.

Observar frente al espejo las características de la mama y el pezón__

Las mamas se pueden observar con los brazos caídos o manos en la cintura.__
Palpar sus manos con la yema de los dedos en forma circular para buscar la presencia de tumores (bultos).__
Examinar y palpar las mamas por encima de la ropa interior__
Colocar un brazo detrás de la nuca y con el otro revisar la mama opuesta, axila y luego cuello__
Presionar el pezón para comprobar si sale alguna secreción__

Examen que se debe realizar toda mujer periódicamente__
Sólo se lo deben realizar mujeres en edad fértil__
Se realiza 8 días después de la menstruación__

Escala de evaluación

Respuesta correcta valor 2 puntos.

Respuesta incorrecta valor 0 puntos.

Máximo a obtener 52 puntos

Valor del percentil 80   42 puntos

Anexo 3

Programa de intervención educativa

Objetivos

General

Elevar el nivel de conocimiento de las mujeres seleccionadas sobre la detección precoz del cáncer de mamas por medio de una intervención educativa para motivar un cambio de conducta en la población femenina.

Específicos:

Definir el concepto de cáncer de mama.

Mencionar las características clínicas del cáncer de mama.

Explicar los factores de riesgos entre la población femenina.

Describir la técnica del autoexamen de mama.

Sección No.1

Tema: Introducción al programa Educativo

Objetivos

- Presentar a los participantes y crear relaciones afectivas entre los mismos.
- Presentar el curso y sus objetivos.
- Motivar a la divulgación de los temas impartidos a amigas, vecinas u otras personas

Actividades:

Introducción: se realizó por parte de la autora la presentación de la investigación, además de la presentación de cada participante a través de la técnica: "Presentación Cruzada", esta consiste en: se le indicó al grupo que intercambiara información de pareja durante 3 ó 4min. Luego cada miembro de cada pareja presenta en plenario al otro integrante de la misma.

Actividad Principal: se abordan los temas relacionados con la investigación, se tiene en cuenta objetivos, etapas, temas a desarrollar, duración y se realizaron algunas preguntas a cerca de los mismos. Se aplicó el cuestionario inicial.

Cierre. Breve resumen de la labor a realizar y de precisar cuándo será el próximo encuentro.

Tiempo: 1h

Método de enseñanza: Conferencia

Medios: Humanos y Material Mimeografiado.

Sección. No.2

Tema: Introducción sobre el cáncer de mama

Objetivos:

- Mostrar aspectos del cáncer de mama
- Definir el concepto.

Actividades:

Introducción: se explicaron las principales características del cáncer de mama, haciéndose énfasis en su definición.

Actividad Principal: mediante la lectura dirigida se expuso la definición de cáncer de mama .Posteriormente se pidió que hicieran comentarios y presentaran sus dudas, las que fueron aclaradas por el grupo con el apoyo del moderador.

Cierre: se aplicó la técnica: "La   Mecha y la   Bomba", que consistió en situar a las participantes en un círculo. Se pasan de mano en mano una pelota de izquierda a derecha y un bolo de derecha a izquierda, los que al coincidir en las manos de algunas participantes "explotan" lo cual determinó que se hicieran algunas preguntas relacionadas con el tema impartido en ese encuentro. Se precisó cuándo sería el próximo encuentro.

Tiempo: 1h

Métodos de enseñanza: Conferencia

Medios: Humanos, Pancarta de cartulina, Bolo, Pelota y Material de Oficina.

Sección No. 3

Tema: Características clínicas del cáncer de mama.

Objetivos:

- Explicar las principales características del cáncer de mama
- Mostrar la forma de reconocerlas

Actividades:

Introducción: se hizo un breve resumen de la actividad anterior y se recordaron los términos y definiciones introducidas en el encuentro precedente.

Actividad Principal: mediante la lectura dirigida se expusieron las principales características del cáncer de mama, posteriormente, se les mostró un vídeo, que trataba algunos aspectos del tema, aplicándose la técnica Juego de Película, adaptada por la autora, que consiste en: Se divide el grupo en dos equipos que se identifican por los colores Verdes y Blancos. Un equipo selecciona una parte del vídeo relacionado con el tema (Previamente consultado con la autora). Posteriormente se escoge al azar a un miembro del otro equipo y se le comunica en secreto la parte seleccionada. Este tiene que ilustrarle a su equipo a través de la mímica rasgo de la parte seleccionada. Útil para resaltar la importancia del lenguaje no verbal.

Cierre: se empleó una técnica de animación: dar y recibir aprecio. Todas las pacientes sentadas en círculo, de izquierda a derecha, el que le dio aprecio lo reciben, luego este se expresa en voz alta para que todos los escuchen. Al finalizar la autora enfatizo en la forma de reconocerlos con lo que concluyó dicha sección. Se precisó cuándo seria el próximo encuentro.

Tiempo: 1h

Métodos de enseñanza: conferencia audiovisual.

Medios: Humanos, Videos y Televisor.

Sección No. 4

Tema: Factores de riegos entre la población femenina

Objetivos:

1. Explicar los factores de riesgos e identificar los más frecuentes.

Actividades:

Introducción: esta sección se iniciará con la técnica participativa "El Amigo Secreto", Donde cada integrante después de haber seleccionado su pareja le tendrá que realizar una pregunta relacionada con el tema anterior y así sucesivamente todos podrán preguntar y responder.

Actividad Principal: se inicia la sección con una conferencia por parte de la autora de la investigación, sobre los factores de riesgos, a través de la técnica participativa Lluvia de Ideas. Se les solicitó a las pacientes que mencionaran los factores de riesgo, los cuales se escribieron por medio de un moderador en la pizarra, al finalizar la autora expuso cual sería el más importante para las pacientes.

Cierre: se aplicó la técnica: temores y esperanza que consiste en que cada una de las pacientes exponga sus temores y esperanzas sobre el tema tratado, lo cual va seguido de un resumen de aquellos que se consideren los principales factores que fueron debatidos.

Tiempo: 1h

Métodos de enseñanza: conferencia.

Medios; Humanos, Pizarra y Tizas.

Sección No 5

Tema: Técnica del autoexamen de mama

Objetivos:

1. Enseñar la técnica adecuada del autoexamen de mama.

Actividades:

Introducción: para lograr la motivación en este encuentro, se escogieron a algunas de las participantes que de forma voluntaria quisiera relatar una fábula.

Actividad principal: en los dos subgrupos se les entregó a las pacientes, de forma mimeografiada una situación, que simuló un problema de salud, para que lo lean y analicen lo que se trata es de reconocer las técnicas presentes en cada situación, se tiene en cuenta que ya se conocen las principales técnicas. Posteriormente se realiza una exposición detallada de las conclusiones a las que arribó cada subgrupo. La técnica fue escrita en una pizarra que permitió al final de la discusión establecer un debate que involucró a todas las participantes, lo que fue dirigido por el moderador quien enfatizó en la técnica adecuada del autoexamen de mama.

Cierre: Se aplicó una técnica de "La Papa Caliente", se formó un círculo y se entregó a una de las participantes un preservativo inflado en la mano, el cual tenía en su interior una pregunta sobre el tema de referencia, se pidió que lo circularan al ritmo de la música. Al detenerse el sonido quien tenía el preservativo debía explotarlo, leer la pregunta en voz alta y darle respuesta, si no fue la correcta se corrige en el grupo y se entrega otro preservativo a las participantes, prolongándose el juego hasta que se terminen las preguntas. Se precisó cuándo sería el próximo encuentro.

Tiempo: 1h

Medios de enseñanza: Clase práctica

Medios: Humanos, Preservativos, Grabadora, Pizarra, Tizas y Material Mimeografiado.

Sección No. 6

Tema: Conclusiones

Objetivos:

1. Aplicación de la encuesta final.

Actividades:

Introducción: Se aplicó nuevamente la técnica de animación de "La Rifa Afectiva", que consistió en reunir una bolsa con pequeños papeles enumerados que coincidieron con el número de participantes y que fueron tomados lo que determinó que el autor le ofrezca un premio afectivo que contiene en una lista: un poema, una frase vigorizante, una flor, una canción, un beso, o un aplauso.

Actividad Fundamental: se aplicó nuevamente la encuesta donde se les pidió a las pacientes que no pongan su nombre sino el sobre nombre que las identificó inicialmente.

Cierre: Se realizó la técnica de animación, "El regalo y Utilidad", donde las participantes sentadas en forma de círculo se comienza de derecha a izquierda, dando un regalo a cada compañera sin que el que este al lado sepa cuál es, después se mencionará de izquierda a derecha una utilidad cualquiera y al final cada una dice que se le regaló y para que lo utiliza. Luego cada una opina sobre los aspectos positivos y negativos que le ofreció esta Intervención Educativa.

Tiempo: 1h

Métodos de Enseñanza: Taller

Medios. Humanos y Material Mimeografiado

Índice

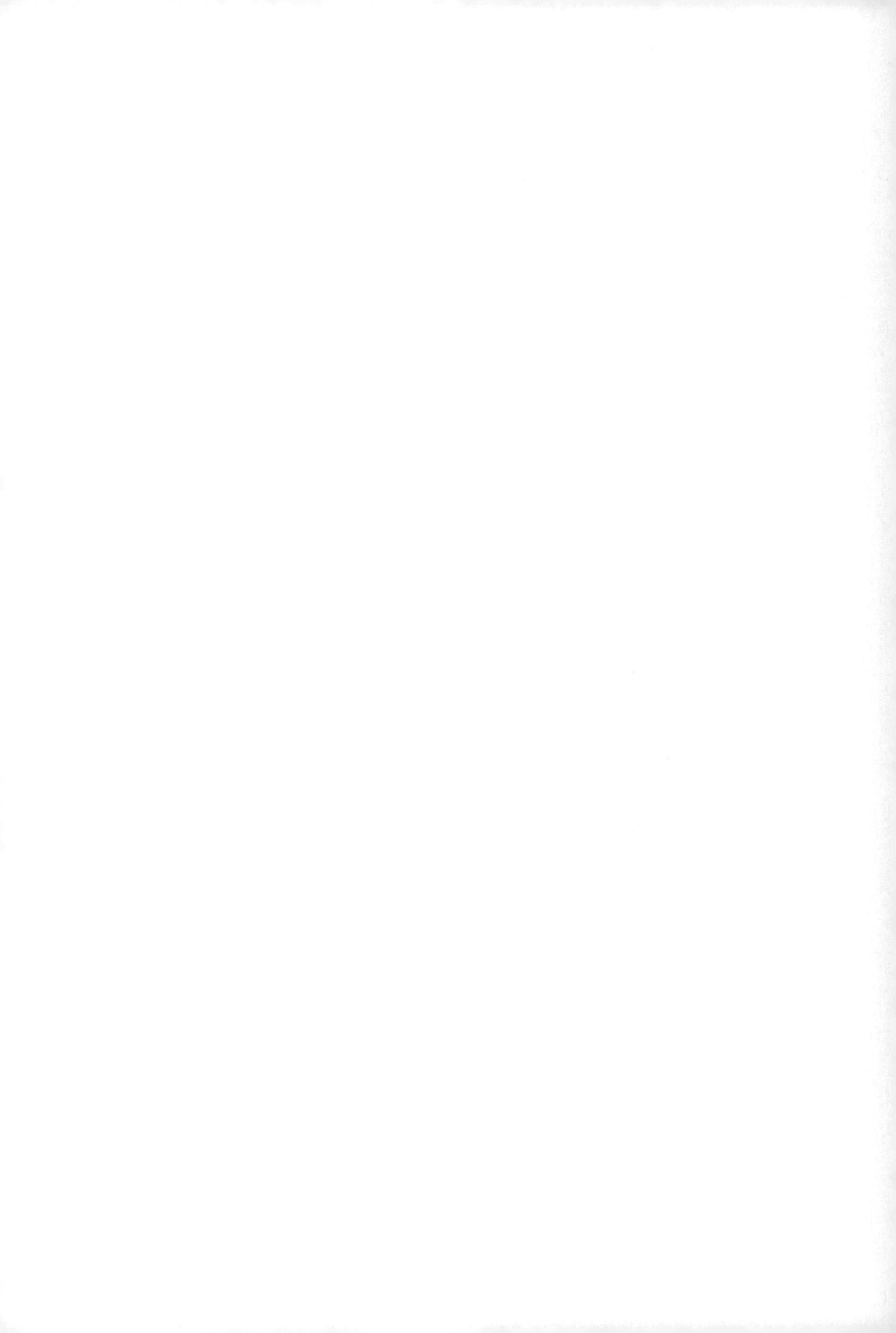

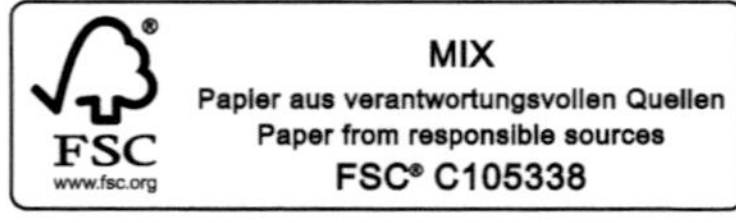

Printed by Books on Demand GmbH, Norderstedt / Germany